Atkins Dieta

Pierde peso y siéntete genial
Contiene consejos y recetas

By Arnold Yates

Table of Contents

Introducción

Quiero dar las gracias a usted y felicitarlo por descargar el libro "Dieta Atkins: El medio eficaz para perder peso".

En algún momento de sus esfuerzos para perder peso, es posible dudar de si está en el camino correcto con su programa de dieta debido a diversas razones. La avalancha de información sobre el alimento de la dieta es abrumadora, o los puntos de vista conflictivos de los expertos en alimentación para el mejor programa de dieta dejar confundido, y el miedo si su plan de dieta es médicamente sonido o ponga en peligro su salud.

El ir en una dieta varía según la persona y depende de lo que quiere lograr y puede seguir fielmente. Uno no puede simplemente aceptar una declaración general para perder peso y mantenerse saludable por comer menos y ser activo en el gimnasio. Estas actualmente puede estar en un programa de pérdida de peso y hacer algunos ejercicios y aún así no encontrar satisfacción en la velocidad a la que usted está perdiendo peso.

Sin embargo, ahora se puede dejar de lado esas incertidumbres, tener éxito en la pérdida de peso no deseado y los sentirse bien consigo mismo a través de la dieta Atkins. La dieta de Atkins, en resumen, es un programa de dieta que es fácil de seguir y se adhieren a sin perder su inclinación por la comida. Y usted no tiene que preocuparse por ganar de nuevo los exceso de grasa después del programa para el propósito del programa de la dieta Atkins es el mantenimiento de por vida del peso deseado.

últimos años se verificó la creciente popularidad de la dieta Atkins después de algunas celebridades afirmaron éxito con este enfoque nutricional. El uso de la dieta Atkins sigue aumentando, ahora con un seguimiento de cerca de una décima parte de la población adulta. Muchas personas que hacen dieta utilizando el reclamo plan de dieta Atkins perdieron aproximadamente 18 libras dentro de los seis meses, sin riesgo de problemas cardíacos. La popularidad de esta dieta es en su énfasis en la reducción del consumo de hidratos de carbono y sin tener hambre.

Este libro le llevará a una comprensión de la dieta Atkins y mostrar los beneficios derivados de su uso.

Gracias de nuevo por la descarga de este libro. ¡Espero que lo disfruten!

Capítulo 1 - Entrar en la dieta de Atkins

Una de las razones que hacen dieta encontrar la dieta Atkins atractivo es su flexibilidad en la adecuación de sus necesidades nutricionales específicas. La incorporación de las experiencias de los seguidores, otro libro sobre la dieta Atkins salió en 2002. El libro, del mismo modo, ajustar las partes del plan de la dieta Atkins, pero no el concepto principal. Desde la publicación de este libro, más estudios hechos sobre la dieta Atkins llegaron a conclusiones similares sobre la eficacia del programa en la mejora de las preocupaciones médicas y nutricionales.

Las bases principales del programa de la dieta de Atkins

Puede ver las características prometedoras del programa de la dieta Atkins en sus principios fundamentales basadas en la investigación científica:

Pérdida de peso. Los partidarios de la dieta Atkins para bajar de peso dentro de tres a seis meses del programa. Otros afirman que la eficacia de una duración de un año e incluso más tiempo. Esto está en consonancia con el propósito de la dieta Atkins de un hábito de comer de por vida que mantiene su peso deseado.

sostenimiento de peso. Los que tratan de una baja en grasas y la dieta baja en calorías tienden a abandonar el programa antes de tiempo debido al hambre o la imposibilidad de reducir los antojos. Puede durar, con un programa de bajo contenido de grasa por un corto plazo, pero la adhesión a este programa por un período más largo puede llegar a ser un calvario. Las ofertas de dieta Atkins con esta preocupación como hábito de alimentación no está restringido, siempre que mantenga los hidratos de carbono de baja. Continúa la adherencia al programa le permite encontrar su tolerancia a los carbohidratos y te mantiene satisfecho con la ingesta de alimentos.

Mejora de la salud y el bienestar. Con su requerimiento nutricional emparejado con el plan de dieta Atkins, que se sienta menos fatiga debido a la estabilización de los niveles de azúcar. Usted podrá observar una mejoría en su salud incluso en la fase inicial del programa, que te hace sentir bien.

La prevención de los factores de riesgo para la salud. Los estudios sobre la dieta Atkins demuestran que es eficaz en la mejora de las enfermedades crónicas tales como enfermedades del corazón, la diabetes y la hipertensión. Esta eficacia se debe a un nivel reducido de la producción de insulina en el sistema del cuerpo.

Las ganancias derivadas de la dieta de Atkins

Controversias acompañan siempre a la introducción de nuevas ideas, y la dieta de Atkins no es una excepción. La controversia sobre la dieta Atkins se debe a su dieta baja en carbohidratos, alta en grasas y proteínas, que era el consumo popular en el momento. Sin embargo, estudios recientes sobre la dieta Atkins muestran tanto los beneficios nutricionales y médicas.

1. *La reducción automática en el apetito.* Es natural que uno en un programa de pérdida de peso a sentir hambre, y esto no debe preocuparse. En la dieta Atkins, experimenta la incomodidad del hambre durante la fase de inducción, donde el sistema está deliberadamente aclimatarse a la idea de quemar los ácidos grasos para aumentar su nivel de energía, un proceso conocido como la cetogénesis.

2. *Dieta Atkins pierde más peso rápido.* Una de las razones para la pérdida de peso rápida es que el nivel de insulina más baja hace que el riñón para eliminar el exceso de agua del cuerpo, que se produce durante las dos primeras semanas del programa.

3. *La pérdida de grasa ocurre por primera vez en el abdomen.* Las grasas subcutáneas residen bajo la piel del abdomen, y las grasas viscerales son profundas en el torso. Ambos son riesgos para la salud cuando están en exceso, y en particular para la grasa visceral, es mortal. Los estudios muestran que los bajos carbohidratos reducen el efecto nocivo de la grasa abdominal.

4. *Aumento del nivel de colesterol bueno y la reducción del riesgo de enfermedad cardíaca.* El colesterol puede ser o bien "bueno", conocida como la lipoproteína de alta densidad (HDL) o "malo", conocido como lipoproteína de baja densidad (LDL). Tanto HDL y LDL función para llevar a la colesterol en la sangre. LDL lleva el colesterol desde el hígado, mientras que HDL lleva el colesterol del cuerpo al hígado para su reutilización y la excreción. En la dieta Atkins, HDL aumenta debido al consumo de grasa, lo que reduce el riesgo de enfermedad cardíaca.

5. *Importante mejora en la condición de las personas con tipo 2 diabetes.* Los carbohidratos se descomponen en azúcar y elevar los niveles de azúcar en la sangre, que a su vez aumenta el nivel de insulina. Para las personas que son resistentes a la insulina, un azúcar en la sangre se convierte en un problema importante y conduce a la diabetes tipo 2. La dieta Atkins evita el aumento del nivel de azúcar debido a la dieta baja en carbohidratos, la prevención de la diabetes tipo 2 el.

6. *carbohidratos bajo reduce la hipertensión.* La hipertensión es un factor de riesgo para la enfermedad cardíaca, insuficiencia renal y accidente cerebrovascular. Un bajo consumo de hidratos de carbono reduce la presión arterial y, por extensión, reduce los factores de riesgo de enfermedades crónicas.

7. *eficaz en el tratamiento del síndrome metabólico.* Metabólico El síndrome es un conjunto de síntomas médicos de:

- Alta presion sanguinea
- La obesidad abdominal
- Los niveles bajos de HDL
- Los triglicéridos elevados
- Los niveles altos de azúcar en la sangre

El bajo consumo de hidratos de carbono invierte este síndrome metabólico y mejora el estado de salud del corazón y la diabetes tipo 2.

5

8. *Dieta baja en carbohidratos sirve como terapia para los*

trastornos cerebrales. La afirmación de que el azúcar es necesaria para que el cerebro es cierto. Hay partes del cerebro que queman glucosa. Sin hidratos de carbono, el hígado produce la glucosa, que luego envía al cerebro. Además, una gran parte del cerebro también quema cetonas (sustancias que descomponen las grasas para la energía) formados a partir de la baja ingesta de hidratos de carbono. Este proceso de quema de cetonas ayuda a prevenir las convulsiones cerebrales, como las crisis epilépticas.

9. *Los beneficios médicos más allá de la pérdida de peso.* Algunas de las preocupaciones médicas afectadas positivamente por la dieta Atkins son:

- El alivio de reflujo ácido
- acné
- Dolores de cabeza
- Cáncer
- El síndrome de ovario poliquístico (SOP), una enfermedad endocrina común en las mujeres en edad reproductiva
- demencia
- La narcolepsia o la somnolencia diurnal

Estos trastornos médicos se deben al alto contenido calórico de los alimentos consumidos por la gente. Restringir el consumo de hidratos de carbono, por lo tanto, ayuda a mejorar su salud. El concepto de la dieta de Atkins de la dieta baja en carbohidratos y la vida útil buen hábito de comer a abordar el problema de la obesidad. Sin embargo, ahora parece que la dieta Atkins puede tener beneficios más allá de la pérdida de peso.

Capítulo 2 - diferentes fases de la dieta de Atkins Explicación

El programa de la dieta Atkins sigue un plan de cuatro fases, donde hacen dieta deben pasar de una fase a la siguiente. El propósito de las fases es permitir que el sistema se adapte gradualmente a la meta de por vida de mantenimiento de peso a través del buen hábito de comer.

Como se ha mencionado, el plan es flexible y se adapte a sus necesidades nutricionales específicas. Estas fases son la inducción, la pérdida de peso en curso (OWL), pre-mantenimiento y el mantenimiento de por vida.

Fase 1 – Inducción

Encontrará la fase de inducción la más restrictiva de todas las fases como las llamadas de dieta para una reducción repentina de la ingesta de hidratos de carbono. Puede experimentar una cierta cantidad de pérdida de peso en esta fase, pero esto no es la verdadera razón de la fase de inducción. La razón es permitir que su sistema de acostumbrarse a un cambio en la química de su cuerpo, por lo que es más sensible a la quema de los ácidos grasos para su uso como energía.

Sin embargo, quien está acostumbrado a una dieta alta en carbohidratos puede encontrar la repentina caída muy incómodo. Cuando se siente la sensación de hambre, tiene que volver a su meta de perder peso para seguir jugando con el programa. Mirando hacia el futuro para el éxito al final de su programa de ayuda a mantener la motivación.

La fase de inducción tiene una duración de dos semanas, pero se puede continuar con la fase de inducción si necesita perder mucho peso. Si su propósito de participar en el programa es cambiar los hábitos de alimentación, se recomienda una ingesta elevada de calorías para evitar la pérdida de peso.
Se puede esperar que el siguiente en la fase de inducción:

- Limitado consumo diario de carbohidratos (20 gramos de carbohidratos netos) por un mínimo de dos semanas. Determinar los carbohidratos netos deduciendo el número de gramos de fibra de los gramos de carbohidratos.

- Disfruta de comer alimentos que combinan proteínas y grasas, como las aves de corral, huevos, pescado, cordero, ternera y cerdo. Sin embargo, limitar el consumo de quesos ya que contienen hidratos de carbono.
- Coma una comida equilibrada con grasas naturales, como las grasas saturadas, grasas poliinsaturadas y monoinsaturadas, excepto las grasas hidrogenadas.
- La inclusión de las verduras de hoja sin almidón en su dieta.
- Después de un régimen de ocho vasos de agua al día.

El éxito en la Fase 1 del programa es una señal para que se mueva a la Fase 2. Se aconseja no permanecer demasiado tiempo en la Fase 1, o es posible que se aburren con la monotonía del menú. El peligro en este punto es creer que todo está bien para comer cualquier cosa que usted puede perder peso de nuevo, repitiendo la Fase 1.

Fase 2 - pérdida de peso en curso (OWL)

El objetivo de OWL es encontrar su tolerancia a los carbohidratos, que le dirá la cantidad de carbohidratos que puede consumir y aún así seguir bajando de peso. En esta fase, lentamente reintroducir alimentos ricos en carbohidratos en su dieta, la exploración de lo que la comida se puede comer y qué no comer.

En la fase 2, la tasa de pérdida de peso se ralentiza. Usted puede aumentar su consumo de hidratos de carbono de 20 gramos a 25 gramos, el aumento de la ingesta de 5 gramos por cada semana de la fase 2. Al observar su progreso en la pérdida de peso, que debe ser de uno a dos libras cada semana, puede informar a su personal de carbohidratos equilibrar. Este nivel de equilibrio de entre 30 y 80 gramos al día o más dependiendo de su edad, el género, el estado de las hormonas, y el nivel de actividad.

En OWL, puede empezar a comer alimentos ricos en nutrientes, como frutas y verduras sin almidón. También puede empezar a disfrutar de los quesos blandos, como el queso cottage. Una forma recomendada es introducir un nuevo alimento de un grupo y observar si la comida te hace ganar o perder peso. Si siente que la comida está causando problemas, dejarlo de lado y sustituirlo por otro del mismo grupo o reintroducirlo en una etapa posterior.

Fase 2 tiene una duración hasta llegar a por lo menos 10 libras de su peso deseado.

Fase 3 - Pre-Mantenimiento.

Se está acercando a su meta de peso con 10 libras que derramar. La fase de pre-mantenimiento recomienda una reducción gradual del peso restante de su meta de peso.
En la fase de pre-mantenimiento, se agregan 10 gramos de carbohidratos netos a su dieta diaria. Añadir alimentos a su dieta, tales como lentejas y otras legumbres, frutas (excepto bayas), vegetales con almidón y granos enteros. Es en esta fase a encontrar su nivel de tolerancia a los carbohidratos. El nivel de tolerancia a los carbohidratos es el punto en el que no se gana o pierde peso. Al llegar a este punto, esto indica que su última fase del programa.

Si percibe que ya no está perdiendo peso, a reducir su consumo de carbohidratos en 10 gramos, evitar los edulcorantes artificiales, beber 8 vasos de agua al día, y contar y registrar el consumo de calorías.

Fase 4 - mantenimiento de por vida.

Como se mencionó anteriormente, mantenimiento de por vida es el propósito fundamental de la dieta Atkins. Es en la fase 4 que comience su mantenimiento de por vida con un diario de 40 a 120 gramos de carbohidratos netos. La gama de carbohidratos netos tiene en cuenta su metabolismo, el sexo, la edad y su actividad. Complementar la dieta Atkins con el ejercicio regular le ayudará a adquirir un nivel de tolerancia a los carbohidratos superior.

Siguiendo el plan de dieta Atkins como se lo recetaron habrá logrado su meta de peso y sentirse bien acerca de su progreso. Tome en cuenta, sin embargo, que la dieta Atkins es sobre el mantenimiento de peso de por vida y debe estar siempre en su mente por lo que podría seguir con una dieta equilibrada.

Capítulo 3 - Mantenimiento del peso de la dieta de Atkins

Lo que distingue a la dieta Atkins es su énfasis en lo que los alimentos para comer mientras que los otros programas de la dieta dan importancia a lo que no debe comer. En el plan de la dieta Atkins, no es necesario que sienta hambre mientras que en el programa, y se puede comer tanto como desee durante el tiempo que el contenido de hidratos de carbono es baja como se recomienda en cada fase.

fase de inducción.

Se puede comer casi cualquier cosa, pero limitar su ingesta de carbohidratos a 20-25 gramos. Se puede comer verduras de cimentación (no vegetales con almidón), proteínas, grasas saludables, y la mayoría de los quesos. Puede incluir nueces y semillas en su dieta.

* Los mariscos son buenos, pero que contiene hidratos de carbono, por lo tanto, limitar su consumo de mariscos a 4 onzas por día.

* La carne sin procesar: carne de res, cerdo, ternera, carne de venado, jamón y tocino. Jamón y tocino pueden contener azúcar, por lo que elegir los que no se curan. Usted puede optar por el tocino sin nitrato.

* Los huevos son muy nutritivos y un alimento básico, especialmente para el desayuno. Sea creativo en la preparación de los huevos para evitar la monotonía.

* Para las grasas y aceites, obtener procedente de los vegetales. Los aceites ricos en ácidos grasos omega-3 también son aceptables. Aceites no tienen hidratos de carbono, pero limitan la porción a una cucharada. Tenga cuidado de que los aceites no alcanzan una temperatura demasiado elevada cuando se

cocina.

- El té y el café con cafeína son aceptables, deje de usar la cafeína si siente que está experimentando antojos. Si usted es un adicto a la cafeína, se recomienda a romper el hábito antes de entrar en un programa de dieta.

- El queso contiene hidratos de carbono por lo que limitan el consumo de queso de 3-4 onzas por día o un tamaño equivalente a 1 "cubo por día.

Fase 2 o de la pérdida de peso progresiva.

El objetivo de esta fase es perseguir con el impulso iniciado en la Fase 1 hasta que encuentre su tolerancia a los carbohidratos personal. Las listas de alimentos que se presentan a continuación son sugerencias que se pueden mezclar para que se adapte a sus preferencias. Podrá disfrutar de su comida en esta fase con la adición de una mayor variedad de alimentos y bebidas. Usted se sentirá más ligero con el programa ahora que se pueden visitar las tiendas de conveniencia para su comida favorita.

- Los productos lácteos como el yogur (natural y sin azúcar), leche entera sin azúcar, queso mozzarella, queso cottage, queso ricotta y la crema de leche

- La mayoría de los frutos secos y semillas como las nueces de macadamia, cacahuetes, nueces de Brasil, por nombrar algunos de sus favoritos

- Las frutas frescas como moras, frambuesas, arándanos, fresas, melones melón dulce en cubos, cubos, arándanos

- Se recomienda el jugo de limón, la lima y jugo de tomate.

- enlatadas o cocidas las legumbres como las lentejas, judías, habas, frijoles pintos, frijoles negros, garbanzos y

- Los alimentos de conveniencia son aceptables, siempre y cuando usted es consciente del tamaño de la porción y carbohidratos netos.

fase de pre-mantenimiento

En esta fase, más hidratos de carbono se añaden a su dieta, lo que permite por 50 - 70 carbohidratos netos por día. Una gama más amplia de los alimentos también se añade a la dieta. El propósito de esta fase es para que usted pueda ajustar con precisión su dieta, a prepararse para un mantenimiento de por vida de su peso. Esta fase tiene una duración de un mes o hasta que haya alcanzado su meta de peso deseada.

- Las verduras con almidón son aceptables en esta fase: la calabaza (al horno o en puré), en rodajas las zanahorias, las patatas cocidas al horno o en puré, batatas, guisantes, nabos y maíz.

- Las legumbres: frijoles negros, frijoles, lentejas, garbanzos, habas y otros

- Disfrute de una gama más amplia de sus frutas favoritas: las manzanas,pequeños plátanos, pomelo, guayaba, kiwi, mango, uvas pasas, melocotón, ciruela medio, dátiles frescos, pera mediana, albaricoque medio, y piña fresca

- Los granos también son aceptables en esta fase: la harina de avena,arroz integral, salvado de trigo, quinua, pan integral, sémola de maíz y cebada cocida.

fase de mantenimiento de por vida

En este punto, usted ha alcanzado su meta de peso y listo para convertir su dieta en un hábito de por vida. Siendo ahora utilizada para una dieta de hidratos de carbono con un saldo determinado en la fase pre-maintenance, simplemente puede continuar con este equilibrio o justo debajo de él.

Su ingesta de alimentos en la dieta de mantenimiento tiempo de vida es el mismo que en la fase de pre-mantenimiento. La diferencia es que usted introduce las modificaciones y ahora se puede esperar lo siguiente:

- *Disfrute de las buenas grasas naturales.* Todo lo que necesita recordar que no es comer más allá de su equilibrio de hidratos de carbono. Se podría añadir mantequilla o aceite de oliva a las verduras, queso azul para las ensaladas, y la crema batida o yogur de leche entera a las frutas como las bayas.

- *Disfruta la vida.* Dado que la dieta Atkins es ahora una segunda naturaleza para usted, usted no necesita preocuparse mucho con ella. Es posible que tenga que modificar el equilibrio de hidratos de carbono en función de las actividades que lleves a cabo, su trabajo y su salud. Con la experiencia que se adquiere con el programa de la dieta Atkins, usted tiene las herramientas para controlar su peso y no preocuparse por errores ocasionales.

La dieta Atkins es más sobre el entrenamiento de su sistema en el hábito de consumo de alimentos saludables. El cuerpo está diseñado para desplazarse. Los tiempos actuales hacen para una vida sedentaria que afecta a la salud y condición física del hombre. La dieta Atkins hace posible que usted pueda disfrutar de la comida sana y disfrutar de las actividades, en última instancia, hacer que se sienta bien con la vida.

Capítulo 4 - 7 Días Dieta Atkins comidas

La dieta Atkins no tiene restricciones de comida, excepto para limitar la ingesta de hidratos de carbono. Si bien se puede comer lo que quiera, que ayuda a tener una estructura para su comida; Esto le ahorra del pensamiento de lo que los productos para cocinar sobre una base del día a día. Sólo recuerde que beber 8 vasos de agua al día. El plan de comidas presentadas en esta sección son para aquellos que les gusta comer.

Día 1

Desayuno

> 3 huevos revueltos con crema
>
> 4 a 6 tiras de tocino de café o té con crema

Almuerzo

> ensalada de pollo 6 oz pollo a la parrilla
>
> 1 cucharadas de queso romano
>
> 2 tazas de ensalada verde
>
> 2 cucharadas de aderezo ranchero 1 huevo cocido, picado

Cena   filets de poisson frits, trempés dans des œufs, enrobés dans les protéines de lactosérum, et en utilisant une huile végétale

> 1 asse de salade verte
>
> V4 tomate, de taille moyenne
>
> 1 oignon rouge finement tranché

Dia 2

Desayuno

2 porciones de cereales

1 cucharadas de crema

4 salchicha empanadas

descafeinado

Café

Almuerzo

1 taza de ensalada (jamón, huevo duro, tocino se desmorona, 2 onzas de queso)
2-3 cucharadas casera aderezo mil islas
Refresco de dieta

Cena

filete a la plancha con mantequilla de ajo, 2 cebollas cortadas en rodajas finas y setas

Media taza ensalada verde

V2 taza con tocino desmenuzado

1 cucharada de queso romano

1 cucharada de aderezo (a su elección)

1 taza de espárragos

Dia 3

Desayuno   jambon et fromage (2 onces) tortilla

1 panecillo tostado

1 cucharada de mantequilla

té caliente, con limón y azúcar sustituto

Almuerzo

alitas de pollo al horno con salsa de queso
    azul
Unos huevos rellenos
1 taza de ensalada de col
10 - 20 aceitunas
Refresco de dieta

Cena

8 onzas de carne

2 tazas de lechuga ensalada mezclada con los tomates, los pepinos,
2 onzas de queso y tocino se desmorona
2 cucharadas de aderezo mil islas casera caldo de carne 1 taza, espolvorear huevos revueltos, cebollino para decorar

Dia 4
Desayuno

3 huevos duros picados a la ligera, se mezclan con 1 cucharadita de hierbas frescas, 1 cucharadita de mantequilla y 1 cucharadita de crema

4 salchichas

5 café descafeinado o té

Almuerzo

sándwich mixto añadir lechuga y tomate

Mostaza o mayonesa Dieta de soda

Cena

6 onzas de filete de pescado al horno con mantequilla, hierbas y especias

2 tazas de ensalada de lechuga mezclado con tomate, rábanos y pepinos

2 cucharadas de aderezo mil islas casera

1 taza de brócoli y coliflor, cocinado y mezclado

Té con limón y azúcar sustituto

Dia 5
Desayuno

1 panecillo tostado 1 cucharada de
mantequilla

Almuerzo

ensalada de pollo mezclado con tocino se
desmorona, apio picado, cebollas verdes
y especias
2 empanadas de la nube

cortezas de cerdo, 1/2 taza de salsa casera

soda de dieta

Cena

6 onzas de carne de cerdo asado, en rodajas
2 tazas de ensalada de lechuga mezclados
con tomates, pepinos, rábanos, cebollas
verdes y
2 cucharadas de aderezo mil islas casera

Té con limón y azúcar sustituto

Dia 6

Desayuno

2 - 4 mini magdalenas 2 huevos duros café descafeinado o té

Almuerzo

8 oz filete de carne a la parrilla, en rodajas finas 1 taza de ensalada verde

1 cebolla roja cortada en rodajas

1/2 rodajas de tomate pequeño

2 cucharadas de su elección de aderezo para ensaladas

Cena

Albóndigas con salsa Alfredo

1 taza de judías verdes con setas

Huevos rellenos

Dia 7

Desayuno

2 huevos revueltos

3 rebanadas de tocino 2 tostadas magdalenas

Una cucharada de mantequilla

Té con limón y azúcar sustituto

Almuerzo

Muslo de pollo al horno y la pierna

ensalada de verduras

1 taza, cocidos y azúcar libre de aderezo italiano

Refresco de dieta

Cena

6 onzas de filete de pescado al horno con mantequilla, hierbas y especias
1 taza de ensalada de col
2 tazas de ensalada verde
2 cucharadas de su elección de aderezo para ensaladas

Con la misma comida consumida durante tantos días, que podría convertirse en una monotonía. Para evitar que se aburren con los alimentos que consume, variar su preparación para los huevos. Se podría buscar sustitutos de las verduras y la carne. Y, tenga en cuenta el saldo de los hidratos de carbono.

Capítulo 5 - Conceptos erróneos acerca de la Dieta Atkins

La popularidad de la dieta Atkins, que se elevó aún más alto después de la publicación del segundo libro de Atkins en 2002, genera ideas falsas y desestimó como una "moda". Pero estas ideas falsas no invalida los efectos positivos de la dieta Atkins como estudios científicos se mostrarán .

A continuación se presentan los temas de bajos carbohidratos con explicaciones que demuestran estos conceptos erróneos como fundamento.

1. **Bajos carbohidratos de la dieta es difícil de seguir adelante.** La pretensión de excluir a un grupo de alimentos todo en el menú es extrema y difícil de seguir. Las restricciones en el consumo de alimentos a menudo conducen a un sentimiento de privación, que a su vez, conduce a un deseo de más comida.

   Los defensores de la dieta Atkins reclamo de perder peso rápidamente. alimentos bajos en hidratos de carbono provoca una pérdida automática de apetito y reduce la ingesta de calorías sin sentir hambre. En ausencia de hambre, que hacen dieta son capaces de seguir adelante hasta que la última fase del programa.

2. **Los grupos de alimentos esenciales excluidos de la dieta baja en carbohidratos.** Es interesante notar primeros ancestros de ese hombre no comer granos hasta hace unos 10.000 años. Es el hábito de consumo moderna que las condiciones de la mente para anhelan para alimentos ricos en azúcar y grasas. El hecho es que, a obtener los nutrientes esenciales del consumo de alimentos de origen animal y verduras sin almidón.

3. **Una dieta baja en carbohidratos provoca cetosis que es perjudicial para la salud.** La cetosis se confunde a menudo con cetoacidosis. La cetosis es bueno para la salud

y es una respuesta natural del sistema de órganos cuando el cerebro no tiene suficiente glucosa se puede quemar para producir energía. La cetoacidosis es una condición que ocurre a las personas con diabetes tipo 1, donde el torrente sanguíneo está lleno de glucosa y cuerpos cetónicos en grandes cantidades. Cetoacidosis, por lo tanto, es un peligro para la salud y podría resultar fatal.

Los estudios demuestran que la cetosis es la terapia de enfermedades crónicas y, por tanto, no es perjudicial ya que muchos le gustaría creer.

4. **Una dieta baja en carbohidratos es rica en grasas saturadas, lo cual es perjudicial para la salud.** Una dieta baja en carbohidratos hacer fomentar el consumo de carne y otros alimentos ricos en grasas saturadas y colesterol. La afirmación de grasas saturadas aumentar el nivel de colesterol LDL (lipoproteína de baja densidad) es incorrecto.

Hay dos tipos de lipoproteínas en el colesterol, lipoproteína de alta densidad (HDL) y la lipoproteína de baja densidad (LDL). El hecho es que el consumo baja en carbohidratos conduce a la reducción de los niveles en sangre de grasas saturadas, los combustibles que los carbohidratos se queman para producir energía. Las grasas saturadas aumentan el nivel de HDL (que es el colesterol bueno) y cambiar el LDL bajo y denso (que es el colesterol peligroso) en gran LDL, que se convierte en inofensivo.

5. **No hay nada para apoyar a que la dieta baja en carbohidratos es seguro en el largo plazo.** Hay estudios aleatorios realizados sobre la eficacia y la seguridad de la dieta baja en carbohidratos a largo plazo que muestran que tiene una duración de dos años o más con ningún efecto adverso sobre la salud.

Por el contrario, los estudios antropológicos muestran que las personas que viven con las comodidades modernas se pueden aprender de las tribus al margen de la vida moderna. Los estudios de las tribus que viven en Alaska, Canadá, Groenlandia, y África muestran que estas tribus se nutren de los mamíferos marinos, peces, mamíferos terrestres y aves. Estas tribus no comen alimentos de origen vegetal, y se toman su fuente de calorías principalmente de las grasas, lo que podría llegar a un alto 75%. Sin embargo, son sano, vida a la vejez sin enfermedades crónicas.

6. **Lo que se pierde en una dieta baja en carbohidratos es el peso del agua.** Es cierto que la pérdida de agua en peso se debe a una dieta baja en carbohidratos, pero la pérdida de agua se produce sólo durante las primeras dos semanas de la dieta. Durante la etapa inicial de la dieta Atkins, el riñón libera de sodio y agua, que contribuyen a la pérdida de peso. Después de la fase inicial, sin embargo, la pérdida de peso continúa, pero la pérdida es de grasa corporal.

7. **Una dieta baja en hidratos de carbono causa la pérdida de nutrientes.** Ciertos alimentos hace barra otros nutrientes de la absorción en el sistema del cuerpo. Como granos, que son ricos en ácido fítico, previene la absorción de hierro, zinc y calcio, que puede conducir a deficiencias de minerales. El trigo es conocida por reducir los niveles sanguíneos de vitamina D. Un nivel insuficiente de sangre de la vitamina D es un factor de riesgo para el corazón y otras enfermedades crónicas. Una dieta baja en carbohidratos no son el trigo en su plan, y por lo tanto, no tienen esas sustancias que previenen otros nutrientes sean absorbidos por el cuerpo.

8. **El ir en una dieta baja en hidratos de carbono provoca una gran cantidad de molestias.**
Es cierto que hacen dieta experimentan molestias durante una dieta baja en carbohidratos, como dolores de cabeza, náuseas, confusión, irritabilidad y letargo. Estas molestias se deben a la cambio drástico en el sistema metabólico que se produce durante la fase de inducción y tiene una duración de las dos primeras semanas del programa de la dieta Atkins.

24

Estas molestias desaparecen en unos pocos días y pueden

ser prevenidas por conseguir suficiente agua y sal en el sistema.

9. **Una dieta baja en hidratos de carbono provoca palpitaciones del corazón.**
   Experimentando una ligera elevación de la frecuencia cardíaca durante las dos primeras semanas de la fase de inducción es normal debido a los cambios metabólicos y no dura. Esta condición se debe a la deshidratación y una cantidad insuficiente de sal en su sistema. Al beber suficiente líquido para compensar la pérdida de agua y sal impide tomar palpitaciones del corazón.

10. **Reducción del rendimiento físico es causado por la ingesta baja en carbohidratos.** Un iniciado en la dieta baja en carbohidratos puede sentir una reducción en el rendimiento físico debido a la falta de líquidos y sales en el sistema. Este problema se resuelve por beber mucha agua mezclada con sal antes de una actividad.

Con reclamos contradictorios que rodean la pérdida de peso, que recientemente se balancea entre el bajo nivel de carbohidratos y dietas bajas en grasa, es una reacción saludable para hacer una pausa antes de decidir cuál es el enfoque de dieta para su uso. Hay otros factores, como las condiciones médicas, puede que tenga que tener en cuenta antes de elegir uno más apropiado para usted. Sin embargo, la decisión de no actuar debido a las ideas falsas en poder, puede impedir que la mejora de su salud y un estilo de vida.

Capítulo 6 - La comida que usted debe comer

La belleza de la dieta Atkins es en su enfoque de la pérdida de peso que es saludable y fácil de mantener. Y, mientras que en el programa de la dieta Atkins, usted no tiene que morir de hambre. Se puede comer la comida que desee, siempre y cuando sea baja en carbohidratos o hidratos de carbono dentro del balance.

La siguiente guía le ayudará con lo que los alimentos que necesita comer a medida que avanza a través de cada fase de la dieta Atkins. A medida que avanza a través de cada fase, se pueden introducir nuevos alimentos en el menú o reintroducir alimentos que una vez fueron intolerantes y causó problemas.

Fase 1 - inducción (20 - 25 gramos de hidratos de carbono)

- 12 a 15 gramos de vegetales de hojas verdes sin almidón y otros

- Para las grasas naturales, utilizar el aceite de oliva, mantequilla, aceitunas, aguacate, y otros alimentos naturales para darle vida a su apetito

- Para sus fuentes de proteínas, puede tener 110 - 170 gramos de ración de pollo, pavo, pescado, mariscos, cordero, carne de res, ternera, cerdo, huevos, queso de soja y otros productos de soja

- Los productos lácteos que los altos en grasas y baja en carbohidratos, como la crema agria, crema y quesos duros

Fase 2 - La pérdida de peso progresiva (5 gramos aumento de hidratos de carbono por semana)

Además de las verduras de la fundación y los productos lácteos que disfruta en la fase de inducción, se puede añadir:

- Nueces y semillas (evitar las castañas)

- moras, melón, y cerezas (evitar la sandía)

- El requesón y ricotta de quesos frescos y yogur de leche entera

- Las legumbres como los garbanzos y las lentejas y otros en el mismo grupo de alimentos

- vegetales y jugo de tomate, incluyendo limón y jugo de limón

Fase 3 - Pre-mantenimiento (incremento de 10 gramos de carbohidratos por semana)

Se seguirán agregando nuevos alimentos para el menú, sin salirse de su saldo de hidratos de carbono. Para la compra de alimentos, verificar el conteo de carbohidratos netos en las etiquetas.

- Las verduras con almidón son ahora aceptables como las zanahorias, remolacha, calabaza al horno o en puré, batatas horneado, nabos en rodajas, y el maíz

- Los granos también son aceptables en esta fase, como el salvado de trigo sin procesar, germen de trigo, avena, sémola de maíz cocido, pasta de trigo cocido y arroz integral cocido

- Para las frutas (excepto los jugos de frutas y frutos secos), se pueden agregar coco fresco rallado, cerezas, sandía en cubos, la papaya, ciruelas medianas, guayaba, manzana, mango, trozos de piña fresca y otras frutas

Fase 4 - Mantenimiento de por Vida

En esta fase, su dieta es ahora un estilo de vida. Los alimentos que comemos en esta fase es el mismo que los de la Fase 3. Se puede reintroducir los alimentos que eran intolerantes antes de esta fase y explorar otros alimentos, pero permanecer dentro de su peso ideal.

Capítulo 7 - Recetas Sencillas

Para empezar con la dieta de Atkins, encontrará recetas simples para su comida diaria a continuación. A medida que se familiarice con las recetas, se puede explorar y crear recetas sencillas de su cuenta, variando los ingredientes para proporcionar la especia y variedad a sus comidas.

Desayuno

mollete minutos

1/4 c almendras harina
1 t edulcorante (sustituto del azúcar)
polvo de hornear t 1/4 con fosfato de recta, el contenido de doble efecto 1/8 t 1/2 sal t canela 1 huevo entero, grandes
1 t de aceite vegetal

1. En una taza, mezclar y agitar los ingredientes secos hasta que estén bien incorporados.
2. Añadir el aceite y el huevo y revuelva.
3. Cocinar en el microondas durante un minuto.
4. Tostada de la magdalena, opcional
5. Cubrir con la crema de queso

Crepe de proteínas

La proteína del suero 2 oz (su opción de sabor)
c harina de comidas VA
3 T grano entero, harina de soja
polvo de hornear 1 t
1/3 c requesón, crema cuajada
2 huevos, gran

1. Mezclar los tres primeros ingredientes bien.
2. Añadir los huevos y casa golpeado el queso y revuelva hasta que se mezclen.
3. Calentar una sartén antiadherente a fuego medio.

4. Engrase ligeramente con aceite vegetal
5. gota la mezcla en una sartén con el uso de la taza de V para cada panqueque.
6. Girar para panqueques y cocine por 2 minutos más.
7. Repita el proceso para cada panqueque.

Batido de proteinas

3/4 taza de agua 2 T de crema de leche
1 t de vainilla
2 t sustituto del azúcar
V c proteína de suero de leche en polvo
V goma de guar t
4 - 6 cubos de hielo

Colocar todos los ingredientes en la licuadora, pero no los cubos de hielo. Torbellino de combinar bien. Añadir los cubitos de hielo de uno en uno para permitir que la mezcla se espese.
Para añadir variedad a la sacudida, puede probar variaciones.
Reemplazar el agua con soda de dieta, bebidas ligeras o yogur.
También puede probar los extractos y jarabes sin azúcar.

Almuerzo

Salmón con limón y alcaparras

4-6 onzas de aceite V2 V4 filetes de salmón de oliva c t sal
V2 t de pimienta negro 1 T recién picada hojas de romero
8 rebanadas de limón (2 limones)
V4 jugo de limón c (1 limón)
vino blanco 4 t alcaparras 4 piezas de papel de aluminio V2 c

1. Cepillo ambos lados del filete de salmón con aceite de oliva
2. Sazone con sal, pimienta y romero
3. Coloque cada salmón sazonado en el papel de aluminio, la parte superior de cada salmón con limón una rodaja de limón, 2 cucharadas de vino, y 1 cucharadita de alcaparras

4. lámina de doblez y el sello
5. Coloque una cacerola de la parrilla en el medio a fuego alto
6. Coloque el papel de aluminio sobre la parrilla caliente, cocine por 10 minutos

acristalada falda

4 libras magra pecho de res
2 t sal
2 t pimentón
1 t de pimienta negro
3 T conservas de albaricoque, libre de azúcar (o su elección de conservas)
1. Caliente el horno a 475 F.
2. Frotar pechuga con sal, pimienta, pimentón y
3. Coloque la pechuga en el horno, la grasa hacia abajo
4. Dispersión cebollas y zanahorias en todo el pecho y cocer durante 15 minutos
5. Girar el pecho una y añadir agua V2 c.
6. Cubierta y reducir la temperatura del horno a 375 F.
7. Cocine durante 3 a 4 horas hasta que estén tiernos.
8. El calor de pollos de engorde. Transferir pecho del horno a la bandeja para asar
9. atasco Repartidas en pechuga y asar durante 5 minutos, la eliminación de las cebollas y zanahorias.
10. Cubierta de pechuga con papel de aluminio y dejar enfriar.
11. Quitar la grasa de la superficie y servir.

Ancho Macho chile

1 cebolla, el tamaño medio de carne sin hueso 80 oz
3 T V2 polvo de chile t pimienta negro
2 t venta
14 a / 2 oz tomates rojos y verdes, chiles enlatados
2 t de ajo
6 fl oz de vino tinto
3 aceite de oliva T

Precalentar el horno a 325 F

2. Frote la sal y la pimienta en la carne de vacuno
3. Calentar 1-1 / 2 cucharadas de aceite en una olla a fuego alto
4. Añadir 1/3 de carne y cocine hasta que se dore
5. Transferencia de pecho a un tazón y repita con carne restante
6. Añadir el aceite de 1-1 / 2 t restante a la olla y cocine la cebolla
7. Agregue el chile en polvo. Ajo picado, el tomate y el vino y dejar que hierva a fuego lento
8. Cubrir y hornear 2-1 / 2 horas hasta que estén tiernos.

Cena

De hongos con espárragos y guisantes

3 T de mantequilla sin sal
3 cebolletas, mediano
1 t de ajo
sombrero del hongo 1-3 oz
V4 c vinagre
c agua 1
1 libra de espárragos V2 c guisantes verdes
2 T de crema de leche 8 hojas de albahaca tablero V4 V4 de la sal
t pimienta negro
1. Derretir 2 cucharadas de mantequilla en una sartén grande a fuego medio a fuego alto. Reduce el fuego a medio y agregar el cebollín. Cocine por 3 minutos hasta que se marchita la parte verde.
2. Añadir el ajo picado
3. Añadir la cucharada restante de mantequilla y setas. Cocine durante 5 minutos o hasta que los hongos son suaves
4. Añadir el vinagre, cocinar por 2 minutos más
5. Verter el agua, añadir los espárragos y llevar a ebullición. Reduzca el fuego y cocine a fuego lento durante 5 minutos.
6. Añadir los guisantes, cocine por 2 minutos.
7. Añadir la crema de leche y continuar a fuego lento hasta que la salsa esté espesa
8. Pasar a un bol, añadir las hojas de albahaca y sazonar al gusto con sal y pimienta.

9. Espolvorear con queso parmesano, opcional

Chuletas de cerdo con salsa de mostaza

aceite de oliva 3 T
4 chuletas de cerdo sin hueso, sal gruesa de 1 pulgada y pimienta negro
2 chalotas finamente picadas
C 3/4 de vino blanco
2T crema de leche
mostaza de Dijon 1 T
1 T estragón fresco picado
1 limón cuña cortada
1. Precalentar el horno a 400F
2. En una sartén, caliente 1 cucharada de fuego alto
3. V2 cucharadita de sal y pimienta para sazonar la carne de cerdo.
4. Brown chuletas de cerdo en cada lado
5. Transferencia de chuletas de cerdo a una bandeja para hornear, asar durante 5 - 7 minutos o hasta que esté cocido
6. Cocine las chalotas con 1 cucharada de aceite, revolviendo hasta que esté suave
7. Vierta el vino y dejar cocer a fuego lento hasta que se reduzca a la mitad
8. Añadir la nata, cocer a fuego lento hasta que espese la salsa. Añadir la mostaza.
9. Vierta la salsa sobre las chuletas de cerdo y añadir el estragón.
10. Servir con las rodajas de limón.

pez gato al horno con broccoli

6 onzas de cría de bagre 1 c brócoli, picado
1 porción, mezcla de hierbas mantequilla
1. Precalentar el horno a 350 ° F
2. Organizar el siluro, el 12 "cuadrada de la hoja, espolvorear el pescado con sal y pimienta molida
3. Coloque el brócoli alrededor del pescado
4. Los lados del doblez del papel de aluminio y sellado por rizado
5. Hornear durante 10 a 15 minutos hasta que el pescado esté

cocido y brócoli esté tierno

6. Transferencia de los peces a un plato, papel de aluminio abierta y se vierte la mezcla de mantequilla sobre el pescado herb-

Por mezcla de hierbas con mantequilla

t sal V2

1 t de aceite de pimienta negro V2 c oliva

1 t de ajo

3 t de hojas de orégano

2 T albahaca

1 c de mantequilla sin sal V2 aceite vegetal c

1. Coloque la sal, pimienta, ajo, aceite de oliva, orégano y albahaca en un procesador de alimentos. El pulso hasta motas de pimienta no son visibles.

2. Añadir el aceite y la mantequilla y mezcla hasta que quede suave

3. Raspe en un contenedor

4. dura en el refrigerador hasta 1 mes

sopas

Sopa de pimiento rojo

2 cucharadas de aceite de oliva 2 dientes de ajo 12 onzas asado pimientos 1 14,5 oz caldo de pollo 7 fl oz de agua

1 cebolla, 2/3 c pequeñas de crema de leche

V4 taza de queso parmesano rallado

2 tallos de apio, media

1. En una cacerola, calentar el aceite en una cacerola a fuego medio

2. Agregar el apio, el ajo picado, cebolla blanca. Cocine y revuelva hasta que los vegetales estén suaves.

3. Sopa del puré en una licuadora. Hacer esto en lotes.

4. Sopa de regreso a la cacerola, agregar la crema y revuelva

5. Añadir sal y pimienta a su gusto. Espolvorear queso parmesano al servir.

Queso azul y sopa de tocino

5 tocino, rebanada medio

3 T de mantequilla sin sal

3 puerros

2 c piezas de hongos y el tallo

1- 1/2 c coliflor

1 14.5 oz latas de caldo de pollo

c agua V2

queso azul 2- 1/2 Pza (o su elección de queso)

1. En una sartén, cocine el tocino hasta que estén crujientes, la colocación de 3 a 4 tiras a la vez
2. Derretir la mantequilla en una olla a fuego medio. El tiro en los puerros, coliflor y setas. Cocine por 5 minutos, revolviendo de vez en cuando
3. Añadir el caldo de pollo y agua y llevar a ebullición.
4. Bajar el fuego y dejar cocer a fuego lento durante 10 minutos
5. Sopa del puré en una licuadora. Hacer esto en lotes y la sopa de volver a la olla.
6. En el último lote de sopa, añadir el queso azul y el puré hasta que quede suave.
7. Cubra con tocino desmenuzado.

Crema de ave

6 tiras de tocino

2 T de mantequilla

3 dientes de ajo

3.5 oz champiñones en rodajas 1/3 taza de vino blanco o agua V2

leche de coco c

caldo de pollo 3 c

4 tallos de apio picados

5 cocidos y picados sin piel sal muslos de pollo al gusto

Pimiento

2 T de perejil fresco picado

1. En una olla grande, caliente el aceite y cocine el tocino hasta que estén crujientes. Retira el tocino y dejar de lado.
2. Añadir la mantequilla y cuando se derrita, agregar el ajo hasta que estén dorados. Agregue los champiñones y cocine hasta que estén blandas.
3. Vierta el vino o agua y cocer hasta que se reduzca a la mitad.
4. Verter la leche de coco y el caldo de pollo, revuelva. Agregue el

pollo y el apio, cocine a fuego lento.

5. Añadir una pizca de sal y pimienta. Utilice el tocino y el perejil para adornar.

Conclusión

Gracias de nuevo por la descarga de este libro!

La dieta Atkins se encuentra en los principios fundamentales de la pérdida de peso, el sustento de peso, mejorar la salud y el bienestar, y la prevención de los factores de riesgo para la salud. El plan de dieta coincide con las necesidades nutricionales específicas de la persona a dieta, eliminando cualquier barrera de la persona a dieta puede tener que continuar con el programa y lograr el éxito.

La dieta Atkins no es sólo para perder peso, pero se trata de desarrollar un estilo de vida vida de una alimentación saludable. El programa de la dieta Atkins le ayuda a moverse gradualmente de un alto consumo de carbohidratos a una ingesta baja en carbohidratos. Y, esta progresión gradual ayuda a explorar el equilibrio de hidratos de carbono, que le da el control de su mantenimiento del peso.

Al cumplir con el programa de la dieta Atkins le libera de tener que preocuparse por su peso y sentirse bien con la vida una vez que la alimentación saludable se convierte en una segunda naturaleza para usted.

Espero que este libro fue capaz de ayudar a entender el concepto de la dieta Atkins y cómo se va a trabajar con eficacia para usted.

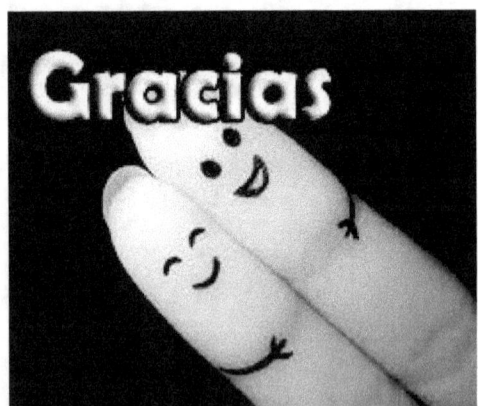

Por último, si te ha gustado este libro, entonces me gustaría pedirte un favor, ¿sería tan amable de dejar una reseña para este libro en Amazon? Sería muy apreciado!

Haga clic aquí para dejar una reseña para este libro en Amazon!

¡Gracias y buena suerte!

PULSE AQUÍ en dejar un comentario

http://amzn.to/iYmioji

Ver más libros de
ARNOLD YATES

http://amazon.com/author/arnoldvates

1- culturismo: Cómo construir fácilmente Mantenga los músculos y la misa de forma permanente: IOX sus resultados y construir el cuerpo que usted desea.

http://amzn.to/27fsCru

1- Calistenia: guía completa para el peso del cuerpo de ejercicios, Construye tu sueño Cuerpo en 30 minutos

http://amzn.to/1X6X7Nw

Haz clic aquí para dar a su imagen y obtener el descuento del 10%
https://knowledgeforgreatness.leadpages.co/gb/

Solo para decir "Gracias" por la compra

este libro.

Quiero darle a usted "6 Principios

a 6 pack abs "por valor de

~~$19.99.~~

El suyo para LIBRE

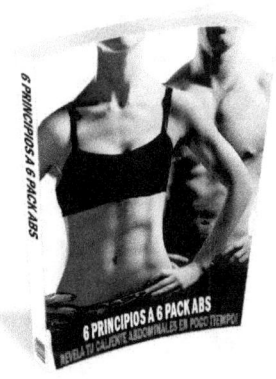

HAGA CLIC AQUÍ

https://knowledgeforgreatness.leadpages.co/6-pack/

www.ingramcontent.com/pod-product-compliance
Lightning Source LLC
Chambersburg PA
CBHW070843310526
45793CB00011B/520